NOTICE

SUR

LE TRAITEMENT VÉGÉTAL ET LA GUÉRISON INFAILLIBLE DE
QUELQUES MALADIES RÉPUTÉES INCURABLES

et notamment

DES

HYDROPISIES et des PARALYSIES

D'APRÈS LA MÉTHODE CURATIVE DU SAVANT PRATICIEN

MEUNIER DE CHÉNIERS,

Médecin consultant,

PAR L.-P. MONGRUEL.

Prix : 25 centimes.

A PARIS,

CHEZ M. M. MEUNIER DE CHÉNIERS,
10, RUE DES BONS-ENFANTS, 10.

NOTICE

LE TRAITEMENT VÉGÉTAL ET LA GUÉRISON INFAILLIBLE DE
QUELQUES MALADIES RÉPUTÉES INCURABLES

et notamment

DES

HYDROPISIES ET DES PARALYSIES

D'APRÈS LA MÉTHODE CURATIVE DU SAVANT PRATICIEN

MEUNIER DE CHÉNIERS,

Médecin consultant,

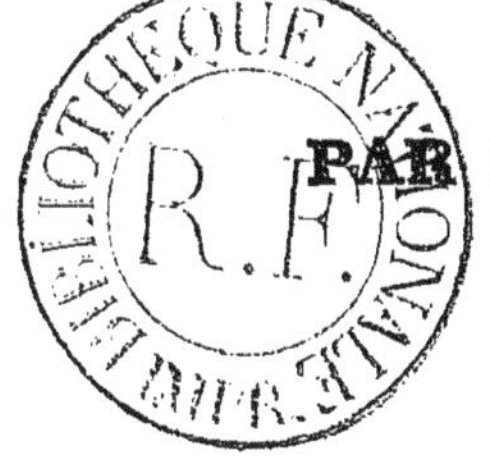

PAR L.-P. MONGRUEL.

Prix : 25 centimes.

A PARIS,

CHEZ M. M. MEUNIER DE CHÉNIERS,

10, RUE DES BONS-ENFANTS, 10.

1850

DU TRAITEMENT VÉGÉTAL

DES

MALADIES RÉPUTÉES INCURABLES

SUIVANT LA MÉTHODE MEUNIER DE CHÉNIERS.

La médecine n'est point une science exacte et positive, mais bien un art problématique ou hypothétique, une science toute d'observation, dont la connaissance un peu profonde ne peut résulter que d'une longue pratique. Il n'y a point, en effet, de règles certaines, de lois absolues d'après lesquelles on puisse traiter et guérir sûrement les maladies en général. Il n'est pas un remède, peut-être, dont on soit certain d'obtenir constamment les mêmes effets en l'appliquant d'une façon identique à des maladies semblables, mais sur des sujets différents. Un si grand nombre de causes, qui échappent souvent à l'homme inexpérimenté, peuvent en modifier les résultats, qu'il n'est pas trop de la vie d'un homme laborieux et observateur pour apprendre à tenir compte de ces différences dans l'application.

Malgré le nombre des systèmes qu'ont produits les écoles de nos Maîtres, on est tenté de se demander, en vérité, si l'*Art de guérir* a fait des progrès, et s'il est mieux connu des modernes que des anciens, des nations civilisées que des peuples qualifiés sauvages et barbares. Il est bien permis aux penseurs d'en douter ; car les générations se succèdent et s'éteignent à peu près suivant les mêmes lois.

S'il nous fallait choisir entre la médecine des temps et des lieux, nous donnerions assurément la préférence à celle des barbares, qui savent guérir leurs plaies et douleurs avec un petit nombre de plantes, sans embarrasser leur esprit d'une nomenclature sans fin de drogues prises dans tous les règnes de la nature. — A quoi bon demander aux entrailles de la terre des remèdes que le Créateur a répandus à profusion sur sa surface ? — L'introduction des métaux dans la thérapeutique a-t-elle, en quelque sorte, reculé les limites de la vie humaine, et ne vivait-on pas aussi vieux du temps de Pline, où les secrets de la médecine résidaient dans la connaissance et l'emploi de quelques herbes ?

La nature nous apprend, comme l'histoire, que partout elle a placé le bien à côté du mal. Dans sa sagesse infinie, elle nous montre chaque jour les animaux les moins intelligents qui s'en vont, dirigés par un admirable instinct, tirer les racines, brouter les tiges ou cueillir les fruits dont les propriétés sont utiles à leur santé. — N'est-ce pas nous dire assez clairement qu'à deux pas de nous, là, sous notre main, croissent des plantes parmi lesquelles nous n'avons qu'à choisir pour les appliquer à nos maux ? — Dieu n'aurait pas, dans sa justice et avec sa bonté infinie, placé l'homme au milieu de mille dangers extérieurs, entouré de mille causes de souffrances accidentelles, sans lui donner les moyens de parer à leurs effets par un prompt et intelligent emploi des choses d'ici-bas.

Dans notre conviction, nul ne peut prolonger sa carrière au delà du terme fixé pour l'accomplissement des vues du Créateur. Nous confessons donc ici, contrairement aux prétentions de la science, que quiconque promet de reculer les bornes de la vie humaine et d'empêcher la mort de frapper à l'heure suprême, est à nos yeux suspect d'ignorance ou de fourberie.

D'ignorance, s'il croit, dans son orgueil, pouvoir changer les arrêts de la Providence.

De fourberie, si, malgré son affirmation, il connaît déjà par expérience la nullité, ou au moins l'impuissance de son art devant une maladie mortelle.

Est-ce à dire que nous niions la médecine d'une manière absolue ; que nous ne croyions à aucun cas traitable ; que nous conseillions d'y renoncer entièrement? Non, assurément ; au contraire. L'humanité et la religion nous font un devoir de rechercher les moyens les plus propres, sinon à guérir, du moins à soulager nos semblables toutes les fois qu'ils souffrent. Mais nous distinguons entre *consoler* et *secourir*. Quand le médecin n'a plus de secours à demander à la science, il trouve encore, dans son cœur, des consolations pour le mourant, et c'est alors qu'il accomplit un véritable sacerdoce. Mais, dans ce cas, pourquoi mentir à la vérité et à sa conscience?

C'est dans sa partie la plus vraie, la plus réellement utile à l'humanité, que la médecine est le plus négligée. — C'est une chose inconcevable et pénible tout à la fois que de voir à quelles erreurs la routine semble enchaîner nos savants! — Dans le langage scientifique, on entend par maladies lentes, chroniques et incurables, celles avec lesquelles l'homme peut vivre longtemps, et que, pour cette raison, on néglige trop souvent d'étudier et de combattre. Par contre, il faut comprendre, par maladies curables, celles qui sont ordinairement de courte durée : les maladies aiguës, qui se terminent naturellement par la guérison ou par la mort. De sorte que toutes les maladies mortelles, contre lesquelles nulle puissance humaine ne saurait lutter, se trouvent, par nos dénominations inexactes, classées parmi les maladies curables !

On s'occupe à peine des premières, pour se livrer exclu-
sivement à l'étude des secondes.

Cependant, si des affections violentes doivent, quoi qu'on
fasse, marquer le terme de la vie, n'est-il pas des infirmités qui n'ont point la mort pour conséquence forcée, dont
l'homme peut supporter péniblement la souffrance durant
de longues années encore, et dont il serait sage et humain
de rechercher davantage les causes et la guérison ? Celles-ci
ne sont-elles pas plutôt du domaine de la médecine ?

Tous les médecins de bonne foi conviendront avec nous
des trois vérités suivantes qui répondent à notre question,
savoir :

1° Que, dans la plupart des maladies aiguës, ils laissent
agir la nature, se bornant à faire ce qu'on est convenu d'ap-
peler la *médecine expectante ;*

2° Que tous les moyens indiqués par l'art, et qu'on em-
ploie judicieusement dans les maladies violentes dont la
mort est la conséquence, ne paraissent avoir aucun effet
sur la marche et la terminaison fatale de ces maladies ;

3° Que, mesurant l'importance de leurs études à la gra-
vité des affections qui en sont l'objet, peu d'hommes profonds se livrent à un examen sérieux des causes et du traitement des infirmités les plus communes, telles que les rhu-
matismes, les paralysies, les hydropisies, etc.

M. Meunier de Chéniers a suivi précisément le système contraire. Profondément convaincu que tout est immuable dans
les vues de la Providence, et que prétendre à la guérison des
maladies mortelles est une vanité orgueilleuse, c'est à l'é-
tude de ces infirmités et à la recherche des remèdes qui
leur sont propres, qu'il a consacré toutes ses veilles et donné
quarante années d'une existence laborieuse.

Tout en louant l'intention et les efforts de ses confrères
qui tentent, près des mourants, de renouveler les miracles
de résurrection, M. Meunier de Chéniers s'est imposé une
tâche moins brillante, un rôle moins ambitieux, mais non
moins utile, en faisant de nos infirmités la spécialité de sa

carrière médicale et en s'attachant surtout à guérir les paralysies et les hydropisies, au moyen d'une médication simple et naturelle, dont il a cherché les propriétés dans les sucs de végétaux.

Sa persévérance et ses constants efforts ont été couronnés d'un plein succès. Ces fâcheuses infirmités, qui faisaient le désespoir à la fois des malades et des médecins, avec lesquelles on était condamné à vivre comme avec un ennemi perpétuel, il a trouvé le moyen sûr, infaillible, de les faire céder à une médication particulière et d'une facile application.

Sa découverte n'est point un baume universel; il n'a pas eu la prétention de trouver la panacée, cette chimère applicable à tous les maux; mais on peut affirmer hautement qu'il a su distinguer et préparer les plantes efficaces pour la cure de diverses maladies réputées incurables, et notamment des différentes hydropisies, avant comme après la ponction, et des diverses paralysies, lorsqu'il n'y a pas de lésions organiques.

Sa méthode curative, sans être dépourvue de tous autres avantages, est donc essentiellement spéciale à ces deux genres de maladies, subdivisées dans leurs espèces.

A l'appui de nos assertions, viendront se placer ici naturellement les attestations les plus honorables, de véritables monuments élevés par la reconnaissance à la gloire de M. Meunier. En les parcourant, on verra que nous n'avançons rien qui ne soit justifié par les faits les plus positifs. Et si ces témoignages désintéressés laissaient encore quelques doutes dans les esprits, nous dirions aux paralytiques incrédules et aux hydropiques soupçonneux qui cherchent guérison : « Venez à lui; suivez son traitement : les soins « ne vous seront point épargnés, et vous ne lui devrez d'ho- « noraires qu'après guérison. »

Un tel langage est inattaquable, parce qu'il ne laisse point de porte ouverte à l'erreur, au mensonge, au charlatanisme. Il prouve combien nous sommes de bonne foi, combien nous avons confiance dans ses moyens, combien, en un mot, nous sommes certains de leur efficacité, appliqués avec discernement.

Aux attestations qui suivent, nous pourrions en ajouter beaucoup d'autres, que nous produirions avec bonheur, si elles étaient utiles à la conviction du lecteur. — Cependant, nous serons sobre de ces citations, que nous réduirons bientôt à une simple nomenclature, pour éviter la répétition de formules naturellement identiques, nous réservant de communiquer à qui le désirera une plus longue liste de personnes guéries par la méthode végétale de M. Meunier de Chéniers.

ACTES AUTHENTIQUES, LETTRES, CERTIFICATS, ETC.

Les principales villes de France ont adressé à M. Meunier des actes des plus honorables, notamment la ville de Clermont-Ferrand où M. Meunier a fait des cures merveilleuses attestées par un grand nombre de personnes considérables. Nous transcrivons cette pièce :

« Par-devant Espinasse et son collègue, notaires à Clermont-Ferrand, département du Puy-de-Dôme, soussigné, sont comparus :

« Jean Phipon, dame Marie Binion, Jean-Baptiste Gial, Jacques Viale, Jean Lherbe dit Marcilliat, François Gomez, Mathieu Eclangier, Paul Blanc, Banquier, Etienne Poyet, François Gautier, Perot. Blaize Jennet, Annet Chassier, Anne Alligiers, Jean-Baptiste Boursel, Marguerite Roche, Jean Gaubert, Antoine Delain, Marlin Bletrie, Simonet, Gilbert Sarazin, Jacques Gnittard, Jean-Baptiste Dumay, Benoît Bonadiers, François Foret, Auguste Marcilliat, Lherbe Marcilliat, Desband, Louis Desbani, Debare, Jean-François Peynet, Meniar, Antoine Bélard, Tho-

mas Duvent, Bonjean, Annepons, Guillaume Boyer, Duvert,
tous habitants de Clermont.

« Lesquels nous ont déclaré que M. Meunier, habitant
la ville de Paris, a résidé en cette ville de Clermont l'es-
pace d'un an ; que, pendant son séjour, il y a fait des cures
extraordinaires, et obtenu le succès le plus complet dans des
maladies graves (dont les sujets étaient abandonnés des plus
illustres médecins) et notamment dans l'hydropisie, même
après la ponction ; ils certifient en outre qu'il jouit dans cette
ville de la réputation d'un homme probe, humain et géné-
reux. De tout quoi les comparants ont requis acte et chargé
M. Duvert, l'un d'eux, d'adresser le présent à M. Meunier, comme un hommage de leur reconnaissance et un té-
moignage qu'ils rendent à la vérité.

« Fait, passé et lu auxdits comparants, à Clermont-Ferrand, en l'étude d'Espinasse et son confrère présent, délivré
sur la minute. Signé Fabre, notaire, qui a pris l'étude de
M. Espinasse. »

Un autre acte notarié a été passé chez M. Frelat, notaire
au Verneuil (Allier), par M. le docteur Bodin de Montigny,
constatant la guérison de madame son épouse, qui avait un
ulcère à l'utérus, et autres maladies de femmes réputées incurables.

Un autre acte a été passé par-devant Mᵉ Morand, notaire au
Vernet, commune de Broul, où comparurent grand nombre
de personnes de tous rangs, guéries de maladies chroniques
inflammatoires et dites incurables ; notamment madame Laurent Dupuyroux, qui demeurait au château de la Chamba-
rande, et maintenant en la ville de Verneuil (Allier). Cette
dame avait eu les deux seins coupés pour un cancer, mais cette
horrible maladie revenait et avait occasionné une hydropisie ; enfin cette dame était condamnée à mourir, tant par les
médecins distingués qui l'avaient opérée que par tous les
habitants des environs : les sucs de plantes ont détruit toutes
ses affections, en purifiant la masse du sang.

Un autre acte authentique a été dressé sur la réquisition de MM. le maire, l'adjoint, le desservant et les principaux habitants de la ville de Sens (Saône-et-Loire), en reconnaissance de ce que M. Meunier avait arraché à la mort le célèbre et honorable médecin M. Gannal, qui était hydropique et attaqué d'obstruction au foie ; il avait subi onze fois la ponction !

Acte authentique de l'état-major de la citadelle de Blaye (Gironde), pour la guérison miraculeuse de mademoiselle Lovial, fille de M. Lovial, officier de la citadelle, qui était hydropique :

« Je soussigné, certifie que mon épouse a été guérie en vingt-huit jours, par le traitement de M. Meunier de Chéniers, rue des Bons-Enfants, 10, à Paris, d'une hydropisie ascite qu'elle avait depuis dix ans, et qui avait résisté à tous les remèdes indiqués par la Faculté de médecine. Ce traitement a suffi pour faire évacuer seize litres d'eau, rendre à ma femme la santé, l'embonpoint et la fraîcheur qu'elle avait avant sa maladie. Cette cure merveilleuse a étonné toute la ville, car mon épouse était condamnée à ne jamais guérir ; aussi nous regardons M. Meunier de Chéniers comme son sauveur.

> « PHISTER, maire de la ville, lieutenant-colonel de cavalerie retraité, chevalier de Saint-Louis, officier de la Légion d'honneur.

« A Pont-à-Mousson (Meurthe). »

« J'atteste que mon enfant a été guéri, par la méthode de Meunier de Chéniers, d'une paralysie compliquée.

> « LOUIS SIROIS.

« Nous certifions la vérité du fait ci-dessus :

> « BIENLVIN, rue de Versailles, 1, }
> « HUE, rue Sainte-Placide, 65,   } à Paris. »

« Je certifie que j'ai été guéri, par la méthode Meunier de Chéniers, d'une paralysie très-compliquée, survenue après mes bivouacs en Afrique. J'étais abandonné de plusieurs médecins.

      « C. Dumas, quai Jemmapes, 182. »

Ce certificat est revêtu en outre de l'attestation de MM. Robineau, rue d'Allemagne, 111 ; Pivoteau ; Falaire, quai Jemmapes, 222 ; Gauthier, faubourg du Temple, 107 ; et Moinelet, rue Saint-Nicolas, 3, tous de Paris.

Extrait d'une lettre adressée à **M. Meunier** *par madame la supérieure des Carmélites d'Auch.*

« Nous avons appris, par des personnes recommandables, les cures merveilleuses que vous avez faites dans nos environs, notamment celle de M. de La Valette. Sans avoir l'honneur d'être connues de vous, nous venons avec confiance demander à votre zèle de rendre à la santé, si c'est possible, une personne qui nous est bien chère. Elle est âgée de quarante-cinq ans, et atteinte, depuis longtemps, d'une maladie de cœur. Il s'est en outre déclaré, il y a un an environ, une hydropisie générale. Les enflures sont si considérables, que les jambes sont de la grosseur du corps d'un enfant, et que le reste est en proportion. Elle continue de grossir depuis qu'elle est abandonnée des médecins. Elle souffre beaucoup et ne peut plus parler qu'avec une extrême difficulté ; la langueur est continuelle, les étouffements sont fréquents. Le bouillon est la seule chose qu'elle puisse prendre, etc. Le mal augmente chaque jour, et nous ne pouvons nous faire à l'idée de la perdre ! N'y a-t-il donc aucun moyen ? etc.

      « *La supérieure des Carmélites* »

Du monastère d'Auch. (Deuxième extrait.)

« Aujourd'hui, c'est votre malade qui veut elle-même vous exprimer sa bien vive et bien sincère gratitude. Elle ne sait comment vous dire tout ce que son cœur éprouve de reconnaissance. Nous devons à votre compassion et à votre tendre charité un mieux soutenu et progressif. On est étonné de nous voir vivre encore ; le mal était si grand ! Dieu a béni votre générosité. Les remèdes que vous nous avez envoyés par charité ont eu un résultat qui a dépassé nos espérances. J'ai beaucoup plus de force que l'année dernière, etc. »

« Ma femme était depuis longtemps atteinte d'une paralysie à la tête. Elle avait été traitée par des médecins célèbres, sans obtenir de soulagement. Après en être abandonnée, elle a eu recours à la méthode curative de Meunier de Chéniers, rue des Bons-Enfants, 10, à Paris, et elle en a obtenu une guérison radicale.

« Merland, rue d'Ormesson, 7, à Paris. »

Ce fait est aussi attesté sur l'original par MM. Delatour, propriétaire de la maison sise rue d'Ormesson, 7 ; par le concierge Stribié ; et par sept autres voisins MM. Ballaud, Desplaces, Lamotte, Lelièvre, Dubois, Darlin et Goru.

Extrait d'une lettre de M. Marchal, *rue Rambuteau,*
à M. Meunier de Chéniers.

« C'est vous, monsieur, qui m'avez sauvé la vie ; ma guérison est à la connaissance de quinze cents personnes ; j'étais hydropique avec complication d'hydrocèle, ma langue était noire comme la cheminée, j'avais eu deux fois la ponction ; on ne m'en donnait que pour huit jours à vivre ; j'eus le bonheur de vous connaître ; je puis dire à la gloire de la science que vous m'avez ressuscité ; aussi ma reconnaissance sera éternelle. »

Extrait d'une lettre de M. Duclos, *curé de Verneuil, près le Dorat, à* M. Meunier, *rue des Bons-Enfants,* 10.

« Mon premier soin, après ma guérison, fut de vous en instruire et de vous témoigner toute ma reconnaissance,

car jamais guérison ne fut plus complète et plus inatten-
due ; je vous fis part de ma résolution de contribuer, par
tous les moyens en mon pouvoir, à inspirer aux autres la
juste confiance que mérite votre incomparable méthode
pour guérir des maladies jusqu'alors réputées incurables ;
j'ai lieu de croire que mes efforts ont été couronnés de succès dans plusieurs circonstances, et que bien des malades
se sont adressés à vous sur ma recommandation.

« Aujourd'hui, monsieur, c'est un devoir pour moi, que
vous avez sauvé, quand tous les médecins m'avaient abandonné, de mettre tout le public dans la confidence de mon
éternelle gratitude, en exaltant la vertu curative. Cette ré-
vélation est un service rendu à l'humanité dont vous êtes le
consolateur.

« Je viens de vous adresser madame Lacave, de Montmo-
rillon, que j'ai vue vendredi dernier et à qui j'ai inspiré
une foi entière en votre secours ; depuis ce matin, deux autres personnes sont venues me prier de vous écrire ; c'est
avec empressement que je leur ai donné votre adresse pour
les mettre plus tôt en relation avec leur sauveur ; de toute
manière, je serai désormais un de vos correspondants les
plus actifs et les plus zélés.

« Si vous aviez de honteux rivaux, jaloux de vos succès,
je les plaindrais d'être par là les ennemis de l'humanité, et
ma voix et celle de tous ceux que vous avez sauvés leur im-
poseraient silence.

« Monsieur, vivez longtemps pour le bonheur de vos semblables, pour qui vous êtes appelé à reconquérir si facile-
ment et si glorieusement les trésors de la santé.

« Recevez, cher docteur, l'expression des profonds senti-
ments de reconnaissance que vous a voués, pour toujours,
votre très-humble et très-obéissant serviteur,

« V. Duclos,

« Curé de Verneuil (Haute-Vienne). »

Voici une attestation qui nous est adressée par M. Perrin.

Gardien, maire d'un autre Verneuil, près Saint-Pourçain (Allier). Nous la reproduisons textuellement.

« Je déclare que j'étais atteint d'une maladie dartreuse depuis vingt ans, qui avait donné lieu à une hydropisie ascite et à un anévrisme au cœur ; je déclare avoir rendu vingt litres d'eau dans un jour, ce qui a fait disparaître l'enflure. Je vous ai voué une reconnaissance éternelle. »

A M. Meunier de Chéniers, *rue des Bons-Enfants*, 10.

« C'est en raison du bon effet que vos sucs de plantes ont eu sur la santé de mon épouse, que j'ai l'ordre de S. M. la reine douairière de Bavière de vous prier, monsieur, de vouloir bien envoyer au plus vite dix bouteilles de vos sucs de plantes, sous l'adresse de S. M. la reine douairière de Bavière, à Munich. C'est pour une de ses dames, qui, depuis longtemps, est attaquée d'une hydropisie de poitrine, et qui est très-mal. Je vous supplie, monsieur, de ne pas retarder l'envoi des dix bouteilles, dont S. Ex. l'ambassadeur de Bavière à Paris ne refusera pas le payement.

« Votre très-humble, etc.   Le baron Hniëstedt. »

Deuxième extrait d'une lettre de M. Duclos, *curé de Verneuil (Haute-Vienne), à* M. *le docteur* Meunier.

« Monsieur, en faisant insérer ma lettre dans les journaux, vous m'avez occasionné une correspondance de quatre mois avec toutes les parties de la France ; j'ai cru que je n'en finirais pas. J'ai un grand besoin de vous témoigner ma reconnaissance pour les prodiges que vos remèdes ont opérés sur moi, après avoir été abandonné et condamné à périr par les grands médecins de Paris des suites d'une hydropisie de poitrine, compliquée d'anévrisme au cœur. A propos de cette guérison miraculeuse on a voulu s'assurer par moi-même si la vérité avait été publiée. Puissent mes réponses avoir été aussi favorables à ceux qui m'ont écrit que ma reconnaissancé est grande et juste : c'est un service rendu à l'humanité que de faire connaître un homme si précieux. Je suis en attendant le plaisir de vous voir et de vous donner de nouvelles preuves de ma vive reconnaissance, vôtre, etc.,

« Duclos, curé de Verneuil. »

Mme Picard, de Moret, près Fontainebleau, a été guérie d'une hydropisie abdominale et des ovaires. Elle avait subi neuf fois la ponction !

Mme Soucie, rue des Saussaies, n° 1, place Beauveau, guérie d'une hydropisie ascite et d'anévrisme au cœur.

Mme Legrand, rentière à Versailles, 17, rue de la Pompe, guérie, par la méthode végétale, d'un cancer au nez, qui avait rongé si profondément qu'on voyait dénudé l'os de la mâchoire supérieure, en partie carié. Elle jouit actuellement d'une grande fraîcheur.

Mme Vitas, propriétaire à Orbay, guérie d'une hydropisie, après l'enlèvement de vingt-quatre litres d'eau, en différentes ponctions.

Mme Filsjean, de Cambray, guérie d'acite et d'anévrisme au cœur, dont elle était atteinte depuis cinq ans.

Mme Renty, de Curades, près Chenier (Creuse), guérie, à l'âge de quatre-vingt-quatre ans, de paralysie et d'ulcère à la jambe.

M. Robert, aubergiste à Belleville, près Paris, guéri d'une paralysie à la suite d'attaques d'apoplexie.

M. Gauthier, propriétaire à Nevers, guéri d'une hydropisie ascite.

Ont encore été guéris de diverses hydropisies, avant ou après ponction, d'hydrocèles, de paralysies, etc. :

M. Couvert, négociant à Reims ; Mme Moreau, propriétaire à Cholet ; Mlle Lebœuf, à Chollet (Maine-et-Loire) ; Mme Navarre, rue du Bac, 21, à Paris ; Mme Brossard, rue du Faubourg-St-Denis, 118, id. ; Mme la comtesse de Mousse, au château de St-Jean-d'Aix ; Mme Lemoine, rentière à Torcy ; M. Burin, neveu de M. de Clermont-Tonnerre ; Mme Vallée de la Frenay, rue du Dragon, 42, à Paris ; Mme Leclaire, rentière à Aubusson ; Mme Lenfant, à Plancy-sur-Aube, Mme Drouard, propriétaire à Pouan, près Arcis-sur-Aube ; Mlle Bosquet, rue de la Michodière, 10, à Paris ; Mme Blondiot, propriétaire à la Machine, près Verneuil ; Mme RONDEAU, rue Neuve-St-Eustache, 25, à Lyon ; Mme BONNET, de Vichy-les-Bains ; Mme la marquise DE LONGUEIL, au château de Sauzet, près Gannat ; Mlle DE LA TOURNADRE, de Riom ; M. LOVIAL, à la citadelle de Blaye, près Bordeaux ; Mme CARAT, de Gannat (Allier) ; Mme PATRICE, de Seignée, chez Mme la baronne Rousselle d'Invalle, M. DAIGREMONT, d'Argenteuil ; M. MARTINET, d'Argenteuil ; Mme DELORME, d'Argenteuil ; Mme CAYARD, et son oncle, rue Saint-Honoré, en face les Messageries, guérison après vingt-huit ponctions !... Mme LAURENT, rue St-Martin ; M^le DESCHANÉ, rue de l'Arbre-Sec ; la belle-sœur de M. DARBLET, rue des Bons-Enfants, 7 ; Mme SOPHIE GELLIEC, à Arras, M. LALOUETTE, ancien maître-d'hôtel de Charles X ; Mme la baronne de SAINTE-MARIE, à Versailles ; Mme PARRON, propriétaire au Pont-du-Château, près Clermont-Ferrand ; M. FOURNEUSE, marchand de bois à Cornou, même canton ; Mme CRISTAL, de Cornou, id ; M. PARINGEOT, rue St-Honoré, à Paris ; M. HASTIER-DUMOUSSAY, au château de Mauboux (Nièvre), et son gendre, M. BOUCAMONT ; M. RICHARD, propriétaire à Montigny (Allier), M. CHAMBON, propriétaire au même lieu ; M. DUPLESSIS, propriétaire à Moulins-Engilbert (Nièvre). après avoir subi vingt-huit fois la ponction ! M. LEROY, propriétaire à Arpajon ; M. DEFOUGÈRES, curé de Chenins (Creuse) ; Mme la SUPÉRIEURE DE L'UNION CHRÉTIENNE, à Poitiers : M. DE GRAINVILLE, à Morlaix ; M. BOYEZ, architecte à Orléans ; M. DE LAVALLETTE. ancien député, rue d'Enfer, à Paris ; Mme GEORGES, faubourg St-Martin, 68 ; M. GAUSSET, au château de Livarol, près Lisieux (Calvados) ; M. DESJONCERAIS, propriétaire à Lisieux ; Mme DUVAL, à Lisieux ; Mme GOUJON, doreur, rue aux Ours, 9 ; Mme DELORME, propriétaire à Argenteuil ; Mme NADINGUE, rue du Four-St-Germain, 10 ; Mme Haroux, propriétaire à Lisieux ; M. BOSSARD, propriétaire à Lisieux ; Mme Bosquet, de Toulouse ; M. BOST, propriétaire à Gannat, etc., etc., etc.

On trouve les sucs de plantes employés par la méthode curative de Meunier de Chéniers, à la pharmacie des Alpes, rue des Bons-Enfants, 10, à Paris.

NOTA. Pour tous renseignements à demander, écrire *franco*, et non autrement, à M. M. MEUNIER DE CHÉNIERS, 10, rue des Bons-Enfants, à Paris.

Paris. — Imprimerie SCHNEIDER, rue d'Erfurth, 1.

9 782019 298227